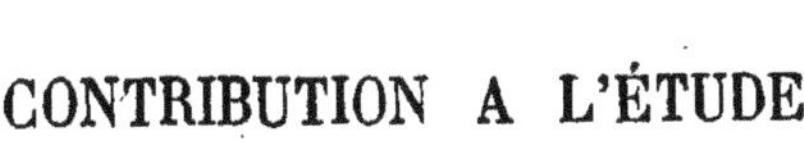

CONTRIBUTION A L'ÉTUDE

DE LA

CHORÉE DES FEMMES ENCEINTES

PAR

Henri GAYRARD

DOCTEUR EN MÉDECINE DE LA FACULTÉ DE PARIS

PARIS

ALPHONSE DERENNE

52, Boulevard Saint-Michel, 52

1884

A LA MÉMOIRE DE MA MÈRE

A MON PÈRE

A MES FRÈRES

A MES PARENTS

A MES AMIS

A MON PRÉSIDENT DE THÈSE

M. LE PROFESSEUR DAMASCHINO

CONTRIBUTION A L'ÉTUDE

DE LA

CHORÉE DES FEMMES ENCEINTES

Sans remonter bien loin, l'histoire de la chorée des femmes enceintes n'est pas d'origine toute récente. « Dès le dix-huitième siècle, dit M. Raymond, (Encyclopédie des Sciences médicales), on avait observé assez souvent la coïncidence de la chorée et de la grossesse pour se préoccuper de la thérapeutique à instituer dans ces cas : Bossière recommande le quinquina. » — Depuis, de nombreuses observations ont été publiées isolément ; les divers auteurs qui traitent de la chorée en général parlent de cette forme particulière et en signalent la gravité. M. le professeur Germain Sée, dans son mémoire à l'Académie en 1850, a cité deux observations auxquelles il en ajoute douze autres. Mais pour trouver une étude spéciale de cette affection basée sur un nombre considérable de faits il faut arriver presqu'à ces dernières années. M. le professeur Jaccoud lui consacre une de ses cliniques de la Charité. En Angleterre Robert Barnes en 1869 réunit 58 cas et lit une communication très-importante à la Société obstétricale de

Londres. D'autres travaux ont paru depuis tant en France qu'à l'étranger, mais il n'entre pas dans notre plan d'en faire ici l'historique détaillé.

La chorée des femmes enceintes est donc aujourd'hui bien connue. Aussi n'aurions-nous pas abordé ce sujet s'il ne s'était présenté à nous une nouvelle accouchée atteinte de cette affection dans des circonstances un peu exceptionnelles. Après quelques recherches nous avons constaté que des faits semblables au nôtre n'étaient pas fréquents. Nous avons cru qu'il y aurait quelque intérêt à publier cette observation et nous en avons fait le sujet de notre thèse.

CHAPITRE I

ETIOLOGIE

Tous les auteurs qui ont écrit sur la chorée en général s'accordent à dire que « le plus souvent derrière la névrose se trouve une maladie vraie, un état morbide, et plus spécialement une diathèse. » La *choréa Gravidarum* ne faillit pas à cette règle presque absolue ; la grossesse n'est pas le seul élément étiologique de la maladie, dans la grande majorité des cas on trouve à l'origine une cause plus générale et le plus souvent aussi une cause occasionnelle. — Une des plus fréquentes est le rhumatisme, on le constate dans les antécédents, mais quelquefois dans des cas exceptionnels il est vrai, la chorée gravidique (1) s'établit au cours d'une attaque de rhumatisme comme nous en rapportons une observation. Après le rhumatisme viennent les affections cardiaques même lorsqu'elles ne lui sont pas consécutives (Senhouse Kirkes). Parmi les faits qui amenèrent Tuckwele à conclure que lorsqu'une chorée se termine par la mort, la règle est de trouver des végétations sur les valvules cardiaques, on trouve l'autopsie d'une femme enceinte chez laquelle les seules lésions étaient des végétations friables sur la mitrale, il serait facile d'en relater d'autres nombreux exemples.

L'hystérie, l'épilepsie sont souvent citées dans les obser-

1. Grasset.

vations et chez la même malade leurs convulsions peuvent même coïncider avec la chorée.

L'anémie a une influence indiscutable. Le professeur Jaccoud rapporte le fait suivant dû à Ingleby. Une femme parvenue au dernier moment de sa grossesse, souffrait depuis six semaines d'une céphalalgie persistante. Pour la soulager on lui fait une saignée ; bientôt les mouvements choréiques apparaissent dans la face et le bras gauche. Une seconde émission sanguine est pratiquée et la chorée se généralise. La conclusion est rigoureuse et aussi probante qu'une expérimentation scientifique.

Peut-on dire que l'hérédité a une grande importance? On a débattu cette question à propos de la chorée en général. Chez les ascendants on a trouvé tantôt des névroses diverses, l'aliénation mentale, l'hystérie, l'épilepsie, tantôt le rhumatisme, tantôt la chorée elle-même. Cependant tous les auteurs n'acceptent pas comme évidentes ces causes héréditaires. « On peut donc admettre, écrit M. Raymond, dans le *Dictionnaire encyclopédique des sciences médicales*, que les enfants de parents prédisposés le sont eux-mêmes, mais il est impossible d'aller plus loin. » Cela nous paraît absolument vrai, mais sans vouloir avancer aucune opinion, nous nous bornerons à faire remarquer que la malade, sujet de notre propre observation, ne présentait aucune des causes habituelles de la chorée. C'était une grande et forte femme, qui jamais n'avait eu d'attaque d'hystérie ni d'épilepsie, jamais de rhumatismes. Toutefois, nous avons appris en interrogeant ses antécédents héréditaires que sa mère avait fréquemment des attaques de nerfs.

Il peut naturellement arriver que plusieurs de ces causes se trouvent réunies ; la malade de M. Oulmont, dont nous rapportons l'histoire, prise au deuxième mois de sa grossesse d'une chorée générale avec exacerbations violentes était hystérique et rhumatisante ; de plus, elle avait eu deux accès d'aliénation mentale, le second immédiatement après son attaque de rhumatisme poly-articulaire.

Enfin, dans bien des cas, il y a eu une ou plusieurs attaques de chorée dans l'enfance, en particulier au moment de la puberté. Cette règle n'a rien d'absolu et le professeur Jaccoud sur 31 malades, en constate seulement 9 ayant eu la chorée infantile.

Sur une personne ainsi prédisposée par ses antécédents héréditaires ou personnels, l'accident le plus vulgaire, une émotion morale vive, une altercation, une chute peuvent faire éclater la maladie ; mais cette dernière particularité n'est pas nécessaire. L'état de grossesse suffit sans autre cause occasionnelle et pour ne citer qu'un exemple, dans l'observation que nous avons empruntée à M. Oulmont il est nettement mentionné que la jeune femme a été prise *sans cause connue* de mouvements involontaires.

Ainsi l'étude de l'étiologie et l'étude des symptômes que nous ferons plus loin nous montre (1) que « la chorée des femmes grosses ne peut être considérée comme une forme particulière de la maladie, c'est une simple variété étiologique, et s'il est utile de la séparer de la chorée commune, c'est uniquement au point de vue du pronostic qui a une importance pratique de premier ordre. » — Dans le traité

1. Jaccoud.

des névroses nous voyons Axenfeld et Huchard exprimer la même idée : « On a décrit comme une espèce particulière la chorée des femmes enceintes, *chorea gravidarum* ; peut-être l'état chloro-anémique qui accompagne si fréquemment la gestation, joint à l'irritation sympathique dont l'utérus est devenu le centre, favorise-t-il le développement de la névrose dans ces conditions physiologiques spéciales ; mais la véritable cause de la chorée de la grossesse doit être probablement cherchée en dehors de ces conditions mêmes ; il ne suffit pas, ce nous semble, pour que la puissance pathogénique de l'état de gravidité soit admise comme démontrée, de noter ce fait, d'ailleurs important en lui-même, que les mouvements choréiques diminuent rapidement ou même se suppriment après la délivrance. » — Surtout si l'on ajoute que cette dernière allégation n'est pas toujours vraie comme par exemple dans deux observations dues l'une à Ingleby l'autre à Senhouse Kisker, où dans un cas l'accouchement prématuré et dans l'autre la délivrance naturelle n'ont nullement entraîné la disparition des mouvements involontaires.

D'autre part qu'on nous permette de citer en entier une page du travail de Wassitch : « Lorsque se manifeste la puberté, les deux sexes subissent une révolution organique profonde, les enfants du sexe féminin sont cependant plus et plus tôt ébranlés. Aussi voit-on les maladies du système nerveux sévir avec plus d'intensité chez les jeunes filles. D'ailleurs si l'évolution génitale, grâce au rôle important qu'elle joue dans la vie, grâce aussi au cortège de sensations nouvelles qu'elle amène, masque pour ainsi dire les phénomènes concomitants, ceux-ci n'en existent pas moins.

Les centres nerveux en particulier se modifient d'une façon moins bruyante, mais tout aussi profonde.

L'espèce d'orage qui marque le mouvement de la puberté n'est que le point de départ d'une nouvelle série de modifications, lentes à la vérité, mais néanmoins saisissables qui vont transformer l'adolescent en adulte. Pendant toute cette période de perfectionnement, les centres nerveux sont à chaque instant en état d'opportunité morbide. Aussi voyons-nous la chorée, à partir de 15 ou 16 ans, diminuer de fréquence mais persister néanmoins. Ce n'est qu'à partir de 30 ans qu'elle devient une rareté.

La chorée de la grossesse nous paraît pouvoir être rapprochée de celle qui se produit dans les conditions que nous venons de passer en revue. En effet, la grossesse imprime à l'organisme féminin des modifications tellement profondes, elle a un tel retentissement sur toutes les fonctions, qu'elle ouvre la porte, qu'on nous pardonne l'expression, à tous les désordres, à tous les dérangements du système nerveux chez les personnes prédisposées.

Ces réflexions, cette comparaison de la chorée de la grossesse à la chorée de la puberté nous paraissent éminemment vraies et judicieuses. La puberté et la grossesse sont les deux grandes périodes de la vie génitale de la femme, et toutes les deux impriment à son organisme des modifications profondes dont quelques unes ont certains points de contact. De même que la jeune fille à la puberté subit une évolution qui la transforme parfois complètement ; de même la maternité est quelquefois pour la jeune femme l'occasion d'un développement nouveau. Il n'y a rien d'étrange que ces deux états ayant quelques rapports, ébranlent très fortement l'économie, entraînent avec eux la même affection. Au contraire, c'est pour nous une preuve de plus que la chorée de la grossesse n'a rien de spécifique, rien de spécial, et qu'elle se développe sous cette influence toute semblable à la chorée vulgaire. La grossesse est simplement une cause à ajouter aux autres.

La chorée gravidique apparaît entre dix-sept et vingt-quatre ans ; cettte limite est due non pas à l'âge, mais à l'état de primiparité ; la malade de Lochlein en est une preuve, elle avait quarante ans, mais elle était primipare. C'est en effet la première gestation qui, dans les deux tiers des cas environ, provoque le développement de la névrose ; dans les autres faits elle est apparue la seconde. Deux observations de Levick et Senhouse Kirkes, font seules exception, dit le professeur Jaccoud. Chez la malade de Levick, l'affection ne s'est montrée qu'à la cinquième grossesse ; la malade de Senhouse Kirkes ayant été atteinte de chorée à quatorze ans, put avorter deux fois et accoucher régulièrement une fois sans accident ; quatre jours avant la fin d'une grossesse ultérieure elle fut prise de nouveau comme pendant l'enfance et en mourut après la délivrance. Cette exception nous paraît un peu restreinte ; on trouve de nouveaux faits et nous pouvons en citer deux autres. Une femme, âgée de 26 ans, dont l'histoire est rapportée par Ogle vit la névrose débuter après le troisième accouchement. Duncan nous parle d'une dame prise de chorée au sixième mois ; dans *ses grossesses antérieures*, dit-il, elle n'avait rien éprouvé d'anormal ; il n'est pas plus explicatif, mais il est bien évident que puisqu'il parle de ses grossesses antérieures, cette dame avait au moins accouché deux fois.

Atteinte à une première grossesse, la femme peut voir récidiver la maladie aux gestations suivantes ; comme aussi elle peut en être débarrassée à tout jamais, il est impossible de rien préciser à cet égard. Le docteur Morler (de Giessen) a rassemblé de divers côtés et analysé vingt et un cas de chorée gravidique. La névrose s'était montrée chez des malades de dix-sept à vingt-quatre ans.

Quatorze fois dans la première grossesse.

Six fois dans la seconde.

Une fois dans la troisième.

Sur ces sept dernières, trois seulement n'avaient présenté aucun signe de chorée dans les grossesses antérieures.

CHAPITRE II

SYMPTOMATOLOGIE

A. — *Moment du début.*

La maladie se développe surtout pendant les cinq premiers mois. Dans les cliniques de la Charité nous lisons que la majorité des cas appartient aux quatre premiers mois : entre les deux premiers et le troisième et le quatrième la proportion est à peu près la même ; et sur trente et un cas cités, onze seulement ont commencé dans les cinq derniers. Sur vingt et un cas, le docteur Morler (de Giessen) en signale sept pendant le second mois, et huit pendant le troisième et le quatrième. L'accord est unanime sur ce point.

Mais si le début de la chorée est moins fréquent pendant les derniers mois de la grossesse, il l'est encore bien moins après l'accouchement. Rien de plus rare en effet que de voir la névrose commencer après la délivrance.

Cependant ici il faut faire une distinction.

Il a été décrit une variété de chorea gravidarum qui peut débuter quelques mois après la parturition ; sans qu'elles soient nombreuses on en trouve encore des observations ; mais dans tous les cas cités, les auteurs préoccupés de l'étiologie et frappés sans nul doute de ce fait que la maladie naît dans des circonstances peu habituelles font observer avec juste raison que les accouchées ont été prises durant la période de lactation. Ces faits ont été réunis, groupés sous le nom de chorea lactantium. Hâtons-nous de dire aussi que sous la même désignation on relate des faits où la chorée s'étant montrée pendant la grossesse n'est pas modifiée par la délivrance, et se prolonge après elle pendant un temps variable, la femme ayant voulu allaiter son enfant. Il est évidemment impossible de mettre à part cette forme de la névrose ; elle évolue en tous points semblable aux autres et n'en diffère que par son origine. Seulement l'influence de la lactation doit être signalée, car de même qu'elle favorise la persistance de la névrose ayant débuté pendant la gestation, elle suffit à elle seule pour la faire naître chez une personne prédisposée. — Nous avons trouvé, et nous la rapportons plus loin, une observation assez curieuse par la façon dont se sont passés les évènements : Il s'agit d'une jeune femme de vingt ans, ayant eu pendant sa grossesse quelques accidents nerveux mais pas de mouvements involontaires. Elle nourrit son enfant, et trois mois après la parturition, attaque de rhumatisme subaigu généralisé, mais très légère, assez peu intense pour que la malade ait complètement négligé de se faire soigner. Avant la cessation complète des douleurs, se montrent les mouvements involontaires quatre mois après l'accouchement. Faut-il incriminer le rhumatisme ou la lactation ? Sans doute les deux, mais nous ferons remarquer que les douleurs articulaires étaient des plus légères et qu'il est exceptionnel de voir la chorée s'établir au cours d'un rhumatisme. La plus grande part revient probablement à la lactation.

A côté de ces faits il en est d'autres absolument rares

où la chorée s'établit après l'accouchement chez des femmes qui n'en ont pas souffert pendant leur grossesse et qui ne nourrissent pas. Notre observation personnelle en est un exemple saisissant. Une jeune femme de vingt-et-un ans avec des antécédents héréditaires nerveux, mais n'ayant jamais eu ni rhumatisme ni crises d'hystérie, a une danse de Saint-Guy de longue durée au moment de sa puberté. Devenue enceinte, sa grossesse est normale, son accouchement naturel. Elle n'allaite pas, et son enfant meurt dix-huit jours après la naissance. Au moment du retour de couches, deux ou trois jours avant, elle est prise de grande chorée dont elle meurt en neuf jours.

Pour dire que cette chorée n'est pas due à l'état de la malade venant d'accoucher un mois environ auparavant, il faudrait d'abord trouver une des causes habituelles de la névrose à laquelle on puisse la rattacher directement. On constate, il est vrai, une attaque antérieure au moment de la puberté; mais n'en est-il pas de même dans bien des cas de chorée pendant la gestation, et cependant il ne vient à l'esprit de personne de nier l'existence de cette variété de l'affection. Dans notre observation, pas de chute, pas d'accident, pas d'émotion morale, rien de ce qui fait naître ordinairement la maladie, et pour expliquer l'étiologie nous ne voyons absolument que la période génitale où se trouvait cette femme. Du reste « l'irritation sympathique dont l'utérus est devenu le centre » comme dit Axenfeld, « l'état chloro-anémique qui accompagne si fréquemment la parturition » peuvent parfaitement persister après l'accouchement, favorisés tantôt par la lactation, tantôt par toute autre cause qui nous échappe, et ne peuvent-ils pas suffire pour faire éclater la chorée ?

En outre, et ceci est à noter, la malade était au moment de son retour de couches. L'influence en est évidemment discutable et on peut bien ne voir dans le début de la maladie, à cette époque, qu'une simple corrélation. Cependant nous avons trouvé dans le travail de Wanitch l'observation suivante, malheureusement incomplète due à une communication orale de M. Lasègue.

Une de ses clientes a eu pendant sa grossesse une chorée de moyenne intensité qui a duré six mois. Peu après la parturition tout avait disparu, mais six semaines après, au moment du *retour de couches* les mouvements choréiques se sont montrés dans les deux mains et ont duré pendant toute la période menstruelle. Depuis lors à chaque époque les mêmes phénomènes apparaissent.

Voilà certes un exemple remarquable de chorée périodique se développant après l'accouchement. Rapprochant cette observation de la nôtre nous ne pouvons nous défendre d'attribuer au retour de couches dans ces deux cas une certaine part dans l'étiologie de la névrose. Mais disons tout de suite que les faits ne se passent pas toujours ainsi ; l'affection peut débuter à n'importe quel moment, et par exemple dans le fait de Lochlein (communiqué à la société Gynécologique de Berlin, 1874) que nous transcrivons à la fin de notre travail, et où il est parfaitement noté que la malade n'allaitait pas.

Nous voyons les mouvements involontaires commencer du quatrième au sixième jour après la délivrance.

Que nous reste-t-il donc à conclure ?

La chorée peut débuter pendant la grossesse, de préférence pendant les quatre premiers mois.

Lorsqu'elle dure jusqu'à l'accouchement, si la malade allaite la névrose peut persister.

Elle peut naître pendant la période de lactation.

Enfin, très rarement, elle peut naître après la grossesse lorsque l'accouchée n'allaite pas, et l'on a relaté des faits dont le début remonte au moment du retour de couches.

B. — *Période du début.*

La maladie peut être précédée de quelques prodromes, mais c'est encore rare : ce sont d'habitude des phénomènes psychiques, le caractère a changé, il est devenu irritable, fantasque (Demore), etc...

Quoi qu'il en soit, les mouvements involontaires apparaissent tantôt brusquement généralisés en très peu de temps, tantôt au contraire, et c'est le cas le plus fréquent, ils commencent par un membre et s'établissent graduellement dans tout le corps. La maladie peut débuter comme une hémichorée pour se généraliser plus tard, ou bien elle se montre dans un pied, une main ; dans notre observation la malade commence par tirer la langue, sa bouche se tord de droite et de gauche ; les mouvements peuvent rester limités à un membre seulement pendant un ou plusieurs jours.

Dans quelques cas, la chorée ayant été précédée d'une attaque de rhumatisme, limitée ou prédominante dans un côté, commence à son tour par le même côté, et lorsque plus tard les mouvements involontaires sont généralisés, ils sont encore beaucoup plus intenses dans la partie frappée la première.

C. — *Période d'état*

L'affection se généralise et alors elle se présente sous divers aspects : tantôt les crises sont éloignées, légères, se montrant surtout à l'occasion des mouvements volontaires, la malade peut encore se tenir debout, s'asseoir, faire quelques pas. Mais parfois, et malheureusement ce sont les cas fréquents, le tableau est beaucoup plus grave; on a tout à fait affaire à une grande chorée, à une chorée aiguë : la folie musculaire est indescriptible, la malade n'a pas un instant de repos, ses membres sont projetés violemment de droite et de gauche, les yeux convulsés, la face grimaçante ; les joues, la langue elle-même participent au désordre continuel et rendent la parole et l'alimentation sinon impossibles, du moins des plus difficiles.

Le sommeil lui-même n'apporte pas toujours le calme ; parfois cependant les mouvements sont moins violents, mais il peut en être autrement et nous voyons dans l'observation de Paul Mundé (*archives de Gynécologie* 1882) que c'est « pendant le réveil que les contractions sont moins intenses et les respirations plus fréquentes. »

Cependant comme dans les convulsions choréiques en général, il en est tout autrement, certains auteurs ont été frappés de la persistance des mouvements pendant le sommeil et Cyon pense que dans tous ces cas on aurait affaire à une chorée d'origine réflexe, dont le point de départ est tantôt une lésion cardiaque rhumatismale, *tantôt une maladie utérine* (et par conséqueut une grossesse) tantôt...

Ziemsen n'est pas de cet avis et « fait remarquer que la persistance de la chorée pendant le sommeil est infiniment plus rare que le cas de chorée réflexe. »

Dans certains cas, au contraire, le sommeil procuré par le choroforme a eu une heureuse influence et on s'en est servi comme moyen de traitement.

Pour donner une idée de la violence des contractions, le professeur Jaccoud cite une femme qui en était couverte d'eschares, une autre avait le gros orteil sphacélé. Une femme dont l'observation a été prise dans le service de Gubler par Dumont, le lendemain de son entrée avait déjà, par le mouvement des pieds et des talons, usé un drap de façon à y passer la tête. Notre malade soulevait en totalité des infirmières essayant de la maintenir et son agitation était telle que malgré notre vif désir, nous n'avons pu ni la sonder, ni prendre sa température.

Quelques-unes de ces malheureuses conservant toute leur intelligence, sont désolées ou épouvantées de l'état dans lequel elles se voient.

A côté de ces faits, s'en présentent d'autres offrant des particularités remarquables. Dans les cliniques de la Charité, nous lisons que chez une femme (les convulsions de la tête et du tronc alternaient avec les contractions utérines ; dès que l'utérus commençait à se contracter les mouvements choréiques cessaient. » D'autre part, dans le cas publié par Mundé, il est noté l'absence de contorsions pendant la palpation et le toucher vaginal. M. Oulmont fait après une observation les réflexions suivantes : « La chorée gravidique, modérée d'abord, présenta bientôt cette particularité peu ordinaire d'offrir de véritables exacerbations pendant lesquelles les mouvements désordonnés acquéraient un haut degré d'irrégularité et de violence, à tel point qu'on put redouter une maladie cérébrale. La malade l'avait elle-même reconnu et appelait ces exacerbations *les grandes attaques*. Elles ont persisté pendant toute la durée de la période que j'appellerai aiguë, et ont été du reste les premières à disparaître. Ces exacerbations violentes, qui paraissaient tenir leur caractère de l'hystérie, m'ont semblé présenter des conditions pour le traitement...... » Plus haut il est dit que l'intelligence est nette, sauf dans les crises où elle est obscurcie pendant toute leur durée.

Tout le monde admet aujourd'hui la proposition de Romberg : « La chorée des femmes grosses est presque toujours bilatérale. » Le professeur Jaccoud, cependant, fait remarquer que, aussi avancée, cette assertion est trop exclusive. En effet, les convulsions sont le plus souvent généralisées, mais on trouve encore des exemples d'hémichorée. Et même en parcourant des observations, on voit des chorées légères, bénignes, limitées, par exemple, à un seul pied. Ce qui est plus fréquent, c'est une hémichorée se généralisant plus tard, une chorée plus prononcée d'un côté. Dans un autre fait, on parle d'une femme, au troisième mois de sa grossesse, atteinte d'une chorée présentant ceci de remarquable, qu'elle était prédominante aux membres inférieurs au point d'empêcher la station debout.

D. — *Troubles généraux.*

L'état de la température est rarement signalé dans les diverses observations ; on pourrait en conclure qu'elle ne subit pas de grandes variations. Cependant dans le fait de Loehleim, la fièvre oscille entre 39° et 40°,6, fièvre non justifiée, a la précaution de nous dire l'auteur, par l'état des organes génitaux. Dans le cas qui nous est personnel, il n'a pas été possible de prendre la température, comme nous l'avons déjà expliqué. Mais au toucher, la peau nous a paru extrêmement chaude ; et, en réalité, en voyant l'extrême agitation de la malade, la rougeur des téguments due aux frottements réitérés, il nous aurait paru difficile qu'il en fût autrement. D'ordinaire le pouls est bon, plein, quelquefois assez rapide.

La respiration ne présente rien d'anormal, si ce n'est dans certains cas où l'on a donné du chloroforme, du chloral, ou bien lorsqu'on approche d'une issue fatale.

L'étude des troubles de la sensibilité est peu complète et les renseignements ne sont pas assez nombreux pour que l'on puisse en tirer une conclusion vraiment générale. Chez une de ses malades, il est arrivé à Wanitch plusieurs fois, de constater et de limiter avec le crayon d'aniline des plaques d'anesthésie. Mais quelques heures après ces mêmes parties explorées de nouveau présentaient une sensibilité absolument normale, au contact, à la température, à la douleur.

On sait que la chorée vulgaire s'accompagne quelquefois de désordres intellectuels ; d'autre part la folie puerpérale a été étudiée et décrite depuis longtemps. Il fallait donc s'attendre à voir sous l'influence de ces deux causes, se développer à la suite de la chorée gravidique des troubles de l'idéation. Franck (cité par Raymond) a vu une chorée compliquée de délire maniaque guérie par l'avortement. Freïrichs (même source) donne l'observation d'une femme enceinte avec chorée compliquée de délire maniaque. Mundé fait observer que sa malade avait une chorée violente, une manie d'un type doux et que les convulsions diminuèrent avec les troubles cérébraux. Du reste la malade recouvra parfaitement la raison. Ces exemples pourraient être multipliés.

Nous avons déjà parlé des convulsions hystériques et épileptiques qui peuvent se montrer d'une façon concomitante avec la chorée.

Les urines, analysées cependant dans la plupart des cas, ne présentent pas fréquemment d'altération. Fait (Grasset) chez une femme qui mourut, trouva beaucoup de sucre ; l'urine avait 1031 de densité ; pas d'albumine et une diminution des chlorures. Robert Barnes, dans son tableau statistique, mentionne des faits d'urines albumineuses. Naturellement nous avons voulu nous livrer à cette recherche sur notre malade ; mais les désordres de la motilité nous ont empêché de la sonder, car nous aurions craint de la blesser. L'urine qu'elle rendait spontanément était mélangée au sang de son retour de couches et l'analyse n'en avait aucune valeur. Aussitôt après la mort nous sommes descendu à l'amphithéâtre sonder le cadavre ; nous avons trouvé de l'albumine en quantité notable.

CHAPITRE III.

PRONOSTIC

Le pronostic est sombre.

De toutes les chorées, celle des femmes enceintes est de beaucoup la plus redoutable, et on peut juger de sa gravité par les chiffres suivants.

Le professeur Jaccoud ayant réuni trente-et-un faits trouve quatre morts, c'est-à-dire une sur 7,75 cas. Et cependant cette statistique paraît encore être une des meilleures. Bodo Wenzel compte dix-huit décès sur soixante-six malades enceintes ou récemment accouchées, c'est-à-dire une mort sur quatre cas. La statistique de Robert Barnes est encore plus néfaste : elle accuse une mortalité de plus de de trente pour cent. Dans la thèse de Bamberg (Ueber Chorea Gravidarum Berlin 1874) on mentionne dix-neuf morts sur soixante-quatre cas.

Dans la statistique de Wenzel, il y avait parmi les décès, six primipares et cinq multipares, le nombre des grossesses n'ayant été mentionné que onze fois. Nous savons qu'une première attaque de chorée ne met nullement à l'abri d'une seconde attaque pendant une nouvelle grossesse. Au contraire, la récidive, sans être fréquente doit être crainte et prévue. On doit être d'autant plus réservé, puisqu'une multipare court les mêmes risques même lorsqu'elle a échappé une première fois à la maladie.

Sans être toujours aussi grave, le pronostic est encore assombri par les complications possibles : on a cité des cardiopathies persistantes ; et nous avons insisté plus haut sur le délire maniaque à la suite de névrose. De plus, des femmes atteintes de chorée pendant leur grossesse ont été prises plus tard de rhumatismes articulaires aigus.

Redoutable pour la mère, le pronostic le paraît un peu moins pour l'enfant. L'avortement, il est vrai, est à craindre, mais lorsque l'accouchement se fait à terme, l'enfant ne court pas de grands risques. Dans les observations de Robert Barnes et dans son tableau statistique, il est très souvent mentionné que l'enfant vient vivant.

Nous croyons pouvoir signaler une simple coïncidence. L'enfant de la malade que nous avons observée fut pris de convulsions le jour même de sa naissance et mourut au bout de dix-huit jours toujours avec des convulsions. Dans un autre fait nous avons aussi trouvé un enfant mourant de convulsions, mais beaucoup plus tard.

CHAPITRE IV

DIAGNOSTIC

Le médecin ne saurait être embarrassé longtemps pour reconnaître l'affection qui nous occupe. On comprend, et jusqu'à un certain point, que, en face d'une chorée vulgaire des adultes ou puisse songer à l'ataxie, à la sclérose en plaques, à la paralysie agitante, à des spasmes professionnels, car on trouve ces diagnostics indiqués par beaucoup d'auteurs. Mais lorsqu'on a affaire à une chorée des femmes enceintes cette circonstance étiologique, la rapidité de la marche des accidents, l'existence d'une chorée antérieure, etc..., font rapidement éliminer toutes les maladies précédentes.

Mais il n'en est pas de même pour ce qui concerne l'hystérie et l'épilepsie, surtout lorsque, comme cela a été signalé, elles sont coïncidentes.

Dans les cas de chorée légère, il sera d'une grande importance de vérifier si les mouvements involontaires sont produits ou seulement exagérés pendant les mouvements volontaires. En outre il est fort rare de voir les convulsions hystériques se limiter à un seul membre par exemple.

Mais en présence d'une chorée aiguë, d'une grande chorée, le diagnostic pourra être vraiment difficile. « Il ne faut point, dans une névrose protéique comme l'hystérie, dit Raymond, baser un diagnostic sur la seule régularité des mouvements; souvent on en trouve de comparables à ceux des chorées graves, mais ils ont le caractère paroxystique et disparaissent avec les autres. » — C'est alors qu'il sera absolument nécessaire d'interroger minutieusement la malade et les personnes de son entourage, de rechercher tous les symptômes de l'hystérie, etc., les points ovariens, etc.

Si on arrive auprès d'une femme dans un état semi-comateux, ou bien avec une diminution de l'intelligence et quelques faibles mouvements, comme cela arrive dans les périodes ultimes de la *chorea gravidarum*, on pourra songer un instant à l'épilepsie; mais l'examen des antécédents, la continuité des contractions pendant un temps relativement long, la conservation de toute la raison, de toute la connaissance pendant les premiers accidents, feront encore éliminer cette dernière affection.

On pourrait avoir affaire à une malade toujours dans cet état semi-comateux, ou bien ayant perdu son intelligence comme nous le disons plus haut; on n'a pas des renseignements très nets, ainsi que cela arrive parfois à l'hôpital par exemple; on sait qu'elle a eu des convulsions. Immédiatement on peut et on doit penser à l'éclampsie puerpérale. La patiente est immédiatement sondée, les urines examinées et nous savons qu'on peut trouver de l'albumine. Le dernier jour où nous avons observé notre malade nous ne voyons vraiment pas si on aurait pu faire le diagnostic dans le cas où elle eût été enceinte et où on ne l'aurait pas suivie dès le début de son affection. Si bien que notre premier soin immédiatement après l'autopsie a été de faire l'examen histologique des reins. Nous avons constaté du reste qu'ils étaient parfaitement normaux.

Dans plusieurs faits (Oulmont que nous avons cité plus haut) on a pu redouter une maladie cérébrale, ou hésiter entre une chorée et une manie puerpérale au début. A défaut d'autres renseignements, la marche ultérieure de la maladie est venue éclairer le diagnostic.

CHAPITRE V

ANATOMIE PATHOLOGIQUE.

Nous ne nous étendrons pas longuement sur ce chapitre : les lésions trouvées à l'autopsie de femmes enceintes mortes de chorée, n'offrent rien de particulier et sont absolument semblables à celles que l'on constate dans les cas de chorée vulgaire.

Et c'est une preuve de plus pour ne voir dans la chorea gravidarum qu'une simple variété étiologique et nullement une affection spéciale, spécifique.

Nous résumons donc rapidement les autopsies dont nous avons lu les relations.

Il faut mettre à part certains cas particuliers, rares, comme celui de Frerichs (*Dict. encycl. des sc. médic.* page 471) où l'on observa une hyperhémie étendue de la pie-mère et du tissu nerveux sous-jacent, une *pachyméningite vasculaire hémorrhagique,* en même temps *que des dépôts osseux sur la dure-mère.*

En règle générale on trouve des lésions dans le cerveau, dans la moelle et dans le cœur.

Dans le cerveau, hyperhémie, ramollissement intéressant, soit la surface des circonvolutions, soit le centre, le septum lucidum, le corps calleux, les couches optiques, les corps striés. Accidents auxquels on doit s'attendre vu la fréquence des lésions cardiaques.

Dans la moelle, à peu près les mêmes désordres; hyperhémie, ramollissement, petits foyers hémorrhagiques disséminés, liquide louche dans le canal vertébral, accumulation de liquide céphalo-rachidien.

« Les faits tendent à démontrer que dans les chorées mortelles le cœur est presque toujours pris. » On constate en effet des adhérences du péricarde, de l'endocardite récente et des traces d'endocardite ancienne : épaississement des bords valvulaires, végétations sur le bord de la mitrale, dépôts fibrineux et même des lésions tricuspidiennes, végétations et dépôts fibrineux. Dans un cas, foyers d'hémorrhagie dans la paroi du ventricule gauche.

Plusieurs faits de cet ordre ont contribué à édifier la théorie de l'embolie qui considère toutes les chorées comme consécutives à des affections du cœur.

Dans toutes les autopsies on a dû évidemment examiner l'utérus et les organes génitaux, comme nous l'avons fait nous-même. On signale souvent la présence d'un fœtus, mais nous n'avons pas trouvé de lésion particulière de la matrice ou de ses annexes.

CHAPITRE VI

TRAITEMENT

De nombreuses médications ont été essayées et même vantées contre la *chorea gravidarum.* Le nombre de ces moyens prouve qu'ils ne réussissent pas dans tous les cas.

En premier lieu comme l'état chloro-anémique de la femme enceinte domine l'étiologie générale de la névrose, il faudra le combattre par tous les moyens dont on use d'ordinaire : une bonne alimentation, des toniques, l'usage du vin, du fer. Le carbonate de fer, lisons-nous dans les cliniques de la Charité, est vanté par les médecins anglais à l'égal d'un spécifique.

Les bains sulfureux, surtout dans les derniers temps de la grossesse, ont produit de bons effets. Dans une observation de Demore, la situation de la malade atteinte de chorée grave empirait rapidement, malgré tous les moyens employés. En désespoir de cause on prescrivit un bain prolongé de valériane. Au grand étonnement du médecin en un quart d'heure les convulsions cessèrent, la femme depuis longtemps privée de sommeil, dormit et se reposa on continua les bains pendant quelques jours encore, les accidents avaient disparu pour ne plus revenir.

Chez notre malade on a eu recours aux pulvérisations d'éther préconisées dans les cas de chorée vulgaire. Avec l'appareil de Richardson on projetait l'éther sur toute la colonne du haut en bas. Nous n'avons pas observé de mieux sensible même immédiatement après la pulvérisation.

Le bromure de potassium a donné de bons résultats dans des cas nombreux, mais dans une observation nous voyons sa dose vainement portée jusqu'à seize grammes.

M. Oulmont s'est très-bien trouvé de l'hyoscyamine à la dose de deux à six pilules par jour de un milligramme chacune. Dans trois cas, dit-il, la maladie était survenue au début ou dans le cours d'une grossesse, et chaque fois une notable amélioration a suivi l'administration du médicament.

Pour amener le sommeil et un peu de calme on prescrira l'hydrate de chloral plutôt que l'opium et la morphine. D'autant plus qu'on pourra l'administrer en lavement, ce qui est une ressource lorsque l'état de la malade ne lui permet pas d'avaler.

Les inhalations de chloroforme pourront être d'un grand secours surtout au moment de l'accouchement où les convulsions choréiques pourraient gêner l'accoucheur.

Il est une question beaucoup plus grave que l'on doit se poser : c'est celle de l'accouchement artificiel et prématuré : si l'expulsion du fœtus et la délivrance étaient toujours suivis d'amélioration rapide et de guérison, on n'aurait certainement pas les mêmes scrupules. Au risque de sacrifier l'enfant on mettra la mère à l'abri d'éventualités redoutables. Malheureusement, et nous l'avons fait ressortir dans le cours de notre thèse, la chorée n'est pas toujours heureusement modifiée par l'avortement et l'accouchement. Cependant cette considération n'a pas toujours arrêté les médecins ; l'accouchement prématuré et artificiel a été tenté, et dans deux cas que nous connaissons les contractions n'ont nullement été modifiées et la malade est morte.

N'ayant pas trouvé de règle posée à cet égard nous avons seulement voulu signaler le fait.

OBSERVATIONS

OBSERVATION I (personnelle).

Chorée développée au moment du retour de couches. — Pas de rhumatismes antérieurs. — Autopsie.

La nommée O... Aline, âgée de 21 ans, entre le samedi 12 mai 1883, salle Rostan, lit n° 23 à l'hôpital Saint-Antoine, dans le service du Dr Gouraud.

(Cette malade entre dans un état tel qu'elle ne peut donner des renseignements précis. On est obligé de faire venir sa mère pour l'interroger).

Antécédents héréditaires. — La mère a eu des attaques de nerfs probablement de nature hystérique. Pas de fous dans la famille.

Antécédents personnels. — Elle n'a jamais eu de rhumatisme, elle n'est pas nerveuse et n'a jamais éprouvé aucun accident qui puisse être rattaché à l'hystérie.

Elle a vu ses règles pour la première fois à l'âge de quatorze ans et trois mois. — La menstruation s'est établie douloureusement et difficilement, et il est survenu à cette époque du début de la puberté une chorée qui a duré dix-huit mois. Jamais d'autres maladies. C'est une jeune et forte femme ayant toutes les apparences d'une excellente santé.

Mariée récemment, elle devient enceinte pour la première fois. Sa grossesse évolue d'une façon normale sans qu'il se passe rien de particulier à noter. Il y a un mois elle accouche dans de très bonnes conditions : elle n'allaite pas son enfant, qui naît, au dire de la mère, « enflé et tout hideux. » Le jour même de sa naissance il est pris de convulsions qui se répètent fréquemment, et il meurt au bout de dix-huit jours toujours avec des convulsions.

La malade relève de ses couches et se porte parfaitement jusqu'au samedi 5 mai.

Ce jour-là, elle a les mains et les pieds gonflés (?), elle commence à tirer la langue, sa bouche se tord de droite et de gauche, et les jours suivants les mouvements désordonnés s'étendent à tout le corps. Visitée par trois médecins successivement, elle reste chez elle pendant une semaine, et comme au lieu de s'améliorer son état s'aggrave, le samedi 12 mai au matin elle entre à l'hôpital. Pendant ce temps, du 5 au 12 mai, son retour de couches est survenu.

12 mai. — La malade a pleine connaissance, elle comprend tout ce qu'on lui dit, mais répond avec une grande difficulté à cause des mouvements convulsifs de la bouche, des joues et de la langue.

Pas de troubles de la vue, ni de l'ouïe.

Elle n'est enflée de nulle part; la miction et la défécation ne sont nullement involontaires et elle a encore la force de se traîner à quelque distance.

La peau est très chaude, rouge; nous ne pouvons réussir à prendre la température au thermomètre tant le désordre musculaire est violent.

La folie musculaire en effet est indescriptible, mais n'a rien de rhythmé, ni de régulier. Les yeux se tournent et se ferment, la langue entre et sort, la bouche s'ouvre et se ferme, les joues sont extrêmement mobiles. La parole et l'alimentation sont presqu'impossibles. Pas d'écume à la bouche.

Les bras jetés à droite et à gauche ainsi que les jambes se heurtent aux planches du lit nécessaires pour empêcher la malade de tomber. Il y a des mouvements de totalité du corps qui enlèvent des infirmières cherchant à maintenir la patiente.

Rien à l'auscultation du cœur et des poumons.

Nous cherchons sans y réussir à sonder la malade. Dans l'urine qu'elle rend spontanément, nous trouvons de l'albumine mais le sang de ses règles est mélangé à cette urine.

On est obligé de mettre la camisole de force à la malade pour l'empêcher de se blesser.

Traitement. — Piqûre de morphine.

Lavement de chloral 4 gr. matin et soir.

Bromure de potassium 4 gr.

Pulvérisations d'éther le long de la colonne vértébrale.

Dans la journée on réussit à lui faire prendre un peu de bouillon et de vin.

Mais l'agitation reste la même sans discontinuité et c'est à peine si elle diminue légèrement la nuit.

Plusieurs personnes voient notre sujet, et toutes portent le diagnostic de chorée. La pression sur les régions ovariennes ne produit aucun effet ; du reste on ne la continue pas longtemps.

13 mai. — La malade a un peu dormi la nuit précédente, mais au réveil nous la trouvons absolument dans le même état que la veille.

Rien à l'auscultation du poumon et du cœur.

Traitement. — On continue. Lavements de chloral : 4 gr. deux fois par jour ; bromure de potassium : 4 gr. ; pulvérisation d'éther sur la colonne vertébrale.

14 mai. — Le désordre musculaire a disparu presque complètement, mais la malade a perdu toute connaissance. Ses yeux sont troubles, ses narines et ses lèvres pulvérulentes.

A une heure de l'après-midi, calme complet.

Mort à trois heures.

A six heures nous sondons le cadavre à l'amphithéâtre. Nous retirons un peu d'urine contenant des quantités notables d'albumine.

Autopsie (vingt-quatre heures après).

Cerveau. — Congestion interne surtout du lobe droit. A la coupe, nous ne voyons rien de particulier.

Cervelet. — Grande mollesse (altération cadavérique).

Moelle. — Grande mollesse. Diffluence. Congestion intense des méninges rachidiennes, par places, presque de véritables petites plaques hémorrhagiques. Accumulation de liquide céphalo-rachidien au niveau de la queue de cheval.

Poumons et reins. — Hyperhémiés.

Au cœur. — Rien.

Utérus, ovaire. — Rien d'anormal.

Nous avons fait l'examen histologique des reins ; ils étaient absolument normaux. En aucun point nous n'avons trouvé de dégénérescence cellulaire granulo-graisseuse. Les épithéliums des tubuli n'étaient ni troubles ni tuméfiés. Nous pouvons affirmer qu'il n'y avait pas trace de néphrite gravidique.

Observation II (Wassitch).

La nommée Dod... (Joséphine), âgée de 20 ans, ouvrière en parapluies, blonde, entre à l'hôpital de la Pitié, salle Laënnec, n° 17, le 8 janvier 1883.

Elle est née à Paris ; son père jouit d'une bonne santé. Sa mère est sujette à des attaques de nerfs elle est d'un caractère capricieux. Outre notre malade, la famille comprend encore trois enfants sur lesquels nous n'avons pas de renseignements.

Dod..., a eu une enfance maladive. Étant enfant, elle a souffert de maux d'yeux. Elle a été élevée en nourrice jusqu'à l'âge de 6 ans. Jusqu'à 11 ans, elle a été à l'école, mais c'était, paraît-il, une fort mauvaise élève.

Les règles se sont montrées à 11 ans et demi, puis se sont suspendues pendant dix mois ; à partir de ce moment, la menstruation a été régulière. A part les accidents d'enfance que nous avons signalés, la santé a toujours été bonne. Elle n'a eu ni céphalalgie, ni accès d'hystérie. Le sommeil a toujours été très bon.

Nous devons mentionner cependant un fait intéressant. A l'âge de 17 ans, à la suite de la pénétration d'un morceau de bois sous l'ongle du pouce, elle a été prise d'un vertige, accompagné de sueur, qui a duré un quart d'heure ; à la suite, état de faiblesse marqué pendant vingt-quatre heures.

Elle s'est mariée à 18 ans. Quelques mois après, première grossesse, qui a été le point de départ d'accidents nerveux de toute sorte. Dès le début de la gestation, elle eut des vomissements, des nausées, les vomissements étaient très pénibles.

En même temps, céphalalgie frontale intense. L'appétit était complètement perdu ; il y avait du dégoût des aliments, même pour ceux qu'elle préférait d'habitude. Cependant, bien que cet état ait persisté jusqu'à la fin de la grossesse, jamais Dod... n'a pris le lit.

L'accouchement s'est fait à terme ; le travail a duré vingt-six heures. Elle a souffert pendant ce temps de crampes violentes dans les mollets. Tout s'est, du reste, passé normalement, à part une légère déchirure du périnée. Elle a nourri son enfant pendant quatre mois. Les règles n'ont pas encore reparu.

Trois mois après la parturition, attaque de rhumatisme subaigu généralisé, mais avec une prédominance marquée dans le poignet droit et le coude du même côté. Ces douleurs articulaires s'accompagnaient d'un léger gonflement, sans grande gêne de mouvements. Le tout a été assez peu intense pour que la malade ait complètement négligé de se faire soigner.

Avant la cessation complète des douleurs, se sont montrés les mouvements involontaires (quatre mois après l'accouchement). Ils ont débuté par le membre supérieur droit.

La face et le membre supérieur gauche ne se prirent que plus tard, puis les membres inférieurs. Mais dans ces derniers, les désordres du mouvement sont beaucoup moins intenses.

Au moment où nous voyons Dod..., la chorée date déjà de cinq mois. Les membres supérieurs, la face, le cou, le tronc et les membres inférieurs sont agités de mouvements choréiques, mais ces mouvements prédominent d'une manière très marquée dans le membre supérieur droit. La tête oscille de gauche à droite. Ces mouvements se produisent sans brusquerie. Aussi ne constatons-nous aucune contusion sur le corps.

Les mains se fléchissent et s'étendent alternativement, la préhension des objets (cuiller, verre, etc.) est impossible, la sensibilité au contact et à la douleur est intacte. La pression des apophyses épineuses ne détermine aucune douleur. Il en est de même des fosses illiaques, au niveau des régions ovariques. L'articulation du coude droit n'est nullement douloureuse.

Les facultés intellectuelles sont en désordre. Dod... a des hallucinations. Elle voit, surtout vers le matin, des chiens à qui on coupe le cou. Le sang coule, jaillit de tous côtés. Fait à noter, tout cela lui passe devant les yeux comme des tableaux vivants, mais jamais elle n'entend de bruit.

Le sommeil est mauvais, agité ; elle craint de s'endormir et fait tous ses efforts pour rester éveillée. Tout cela, elle le raconte avec une certaine affectation ; elle dépeint ses souffrances avec insistance, disant qu'elles lui rendent la vie insupportable.

A côté de ces hallucinations, Dod..., présente encore un autre désordre mental ; dans le cours d'une conversation, on la voit mettre brusquement la main devant sa bouche ; c'est, dit-elle, pour empêcher de proférer un vilain mot qu'elle a honte de dire, et qui lui échappe malgré elle. Remarquons que c'est toujours la main gauche moins agitée, qui vient se placer ainsi devant la bouche.

L'état général est bon. Le cœur n'offre pas de lésions appréciables à l'auscultation.

Le traitement a consisté en douches (deux douches en pluie de 3 à 4 secondes de durée par jour. Sous cette influence, la chorée s'améliore notablement. La malade sort guérie le 3 mars.

Observation III

Société gynécologique de Berlin, 7 novembre 1874.

Lochlain a eu l'occasion de voir le fait suivant :

Femme de 40 ans, primipare, accouchée aisément par le forceps d'un garçon vivant qu'elle n'allaita pas. Dès le second jour de l'accouchement, élévation modérée de la température non justifiée par l'état des organes génitaux ; en outre une certaine agitation et des inquiétudes musculaires. Du quatrième au sixième jour développement d'une chorée manifeste. A partir du septième jour, diminution des troubles du mouvement sous l'influence de 3 grammes de chloral. En même temps la température devient bientôt normale après avoir oscillé du quatrième au huitième jour entre 39° et 40°,6. Dès le douzième jour la patiente partait guérie. Son père et une de ses sœurs avaient eu la danse de Saint-Guy, mais elle n'avait rien présenté de semblable jusqu'alors.

Observation IV (Duncan)

Mme R..., étant enceinte, fit pendant le courant de l'été une excursion en Ecosse ; elle éprouva pendant son voyage des accidents, auxquels elle fit d'abord peu attention, pensant qu'ils devaient compter parmi ces mille inconvénients auxquels les femmes enceintes sont sujettes ; mais, comme ils augmentaient de jour en jour, elle fut contrainte de s'arrêter à Edimbourg. Les symptômes dont elle se plaignait consistaient dans les mouvements involontaires des membres inférieurs, qui commençaient assez tard dans la soirée, cessaient quand elle se mettait au lit, recommençaient après un court sommeil et duraien pendant quelques heures, pour ne reparaître que le soir suivant. La malade, alors dans le sixième mois de la grossesse, n'avait jamais eu de chorée ; dans ses grossesses antérieures, elle n'avait rien éprouvé d'anormal ; quoiqu'elle se portât bien ordinairement, elle avait à cette époque toute l'apparence d'une femme épuisée, teint pâle, peau sèche et farineuse, chaleur brûlante des mains, vomissements après les repas ; rien du côté du cœur et des reins ; leucorrhée abondante, col utérin gonflé et ulcéré.

Le traitement fut le même que dans le cas précédent. Seulement on fit de plus des cautérisations avec nitrate d'argent et des injections de tannin et de borax, ce qui fit cesser la leucorrhée ; un emplâtre de belladone appliqué sur l'épigastre mit fin aux vomissements ; les mouvements choréiques cessèrent après quinze jours de traitement.

On eut soin de rechercher si les accidents nerveux étaient accompagnés d'albuminurie, et cet accompagnement si fréquent des accidents nerveux ne se rencontra chez aucune des deux femmes, aucune des deux n'avait eu de rhumatismes et ne présentait de symptômes de maladie du cœur ; toutes deux étaient, du reste, dans un état d'anémie très prononcé, qui doit, pour une des deux au moins, celle qui avait été choréique dans son enfance, avoir eu une grande influence. Chez les deux malades, la guérison eut lieu avant la délivrance, ce qui n'arrive jamais, ou du moins presque jamais, au dire des auteurs qui ont écrit sur ce sujet.

(*Édinburg Médical Journal* 1854).

(Dans ces dernières lignes, l'auteur fait allusion à une observation précédente à peu près semblable en tous points à celle-ci).

Observation V

Chorée générale avec exacerbations violentes. — Hystérie. — Grossesse de deux mois. — Insuccès de la valériane, du bromure de potassium, des pilules EMICA Panis. — Emploi de l'hyoscyamine à doses progressives. Guérison complète (Oulmont).

Joséphine R..., âgée de vingt-huit ans, est entrée à l'Hôtel-Dieu, salle Sainte-Monique n° 4, le 24 septembre 1873, pour des mouvements choréiques assez intenses dont elle est atteinte depuis une dizaine de jours.

Elle n'a pas d'antécédents morbides ; elle a toujours été bien réglée. Seulement à la suite d'une fièvre typhoïde assez grave, qui remonte à sept ans, elle a été prise d'aliénation mentale qui dura dix-huit mois. A sa sortie de l'asile Sainte-Anne, elle fut prise d'un rhumatisme polyarticulaire aigu, qui dura trois mois et qui fut également suivi d'aberration mentale avec prédominance d'idées de suicide. Elle s'est mariée il y a huit mois, et depuis deux mois ses règles n'ont pas reparu.

Il y a dix jours environ, cette malade a été prise sans cause connue de mouvements involontaires, particulièrement localisés du côté droit, et envahissant la main, le bras, puis les extrémités inférieures. D'abord modérés, ces mouvements sont bientôt plus marqués et s'exaspéraient plusieurs fois dans la journée. Sa marche est bientôt devenue difficile, tout travail est à peu près impossible à cause de l'agitation des mains. C'est dans ces conditions que la malade entra à l'hôpital.

A notre première visite, nous trouvâmes cette jeune femme couchée sur le dos, dans une attitude de repos assez complet ; les extrémités supérieures et inférieures sont néanmoins le siège de légers tremblements, qui deviennent bientôt des mouvements désordonnés quand on soulève le bras ou la jambe, ou bien quand on veut leur faire exécuter certains mouvements ou prendre certaines attitudes. Alors ils deviennent très-violents ; ils occupent les membres et un peu le tronc, et sont plus marqués du côté droit. Il existe quelques mouvements légers des muscles de la face, surtout du côté gauche ; la bouche est très légèrement déviée de ce côté et la commissure un peu relevée. Ces accidents sont surtout visibles quand la malade parle ou rit ; la marche est impossible.

La malade ne peut se tenir debout ; les membres du côté gauche semblent plus faibles ; la main de ce côté serre moins fortement que l'autre. Il survient une ou deux fois dans la journée des exacerbations violentes dans les mouvements choréiques, qui durent une ou deux heures. Alors tout le corps est agité de spasmes continus ; il se remue comme une anguille. Ses mouvements sont très étendus et généraux. Les extrémités inférieures sont le siège d'une telle agitation, qu'on est forcé de les attacher. La langue elle-même est comme convulsée ; la malade ne peut parler ; quelquefois elle prétend qu'elle ne voit pas les objets. Ces exacerbations surviennent sans cause appréciable, durent à peu près deux heures, au bout desquelles on retrouve les mouvements choréiques modérés que nous avons décrits. La sensibilité sous tous les modes est intacte. Il n'y a pas de signe de paralysie ; la malade urine avec facilité et volontairement.

Au cœur on trouve la matité précordiale à l'état normal. Il y a quelques palpitations et un léger bruit de souffle à la pointe et au premier temps, avec un peu de frémissement vibratoire, souffle continu dans les vaisseaux du cou. L'intelligence est nette, sauf dans les crises où elle est obscurcie pendant toute leur durée. Point de fièvre. Les règles manquent depuis deux mois. Le développement de la région hypogastrique est peu appréciable. Au toucher, on trouve le col utérin un peu mou et entr'ouvert ; l'utérus est un peu gros et lourd.

On prescrit 2 grammes poudre de valériane, sirop d'iodure de fer et vin de quinquina.

Le lendemain, 27, les mouvements choréiques paraissent plus accentués dans les membres et la face ; on a dû attacher la malade dans son lit. On prescrit en outre des médicaments indiqués, une potion avec 4 grammes de bromure de potassium.

1er octobre. — Au bout de quatre jours les mouvements sont toujours aussi violents et désordonnés dans le tronc et les membres ; ils paraissent cette fois plus prononcés à gauche, et déterminent chez la malade de véritables soubresauts sur son lit. Le sommeil est agité ; il y a du délire. La pression sur la région des ovaires est douloureuse. On porte à 8 grammes la dose du bromure. Quatre jours après, on a donné 12 gram. et plus tard 16 gram. par jour.

Malgré ces fortes doses, les crises paraissent devenir de plus en plus violentes. Les exacerbations, qui avaient paru céder un instant, reprennent leur fréquence et reparaissent tous les jours, et sont caractérisées par des mouvements d'une extrême violence, pendant lesquels on est obligé d'attacher la malade. Ces exacerbations se reproduisent deux ou trois fois par jour.

Pendant une de ces attaques, on fit respirer de l'ammoniaque en très grande quantité ; la crise cessa rapidement et la malade put presque immédiatement se mettre à marcher. Mais bientôt il se développa une pharyngo-laryngite pseudo-membraneuse ; l'inflammation envahit toutes les parties qui avaient pu être atteintes par les vapeurs ammoniacales. Cette affection accidentelle dura quelques jours, mais ne modifia point les mouvements choréiques.

Le 14. — La chorée est au même point qu'avant la laryngite et quoique celle-ci ne soit pas guérie. On prescrit 2 milligrammes d'hyoscyamine en pilules, matin et soir ; le surlendemain, trois, et deux jours plus tard, 4 milligrammes. Dès le 18, la malade se trouve mieux ; les mouvements sont beaucoup moins violent ; quelquefois ils sont si peu marqués, que la malade a pu rester levée pendant cinq heures. Mais la gorge est plus rouge et sèche ; sa sécheresse est très désagréable et la malade s'en plaint beaucoup. Il y a eu dans les deux jours précédents, deux légères attaques d'hystérie. On suspend l'hyoscyamine à partir du 18.

Dès le 21, les mouvements choréiques sont beaucoup plus prononcées, et particulièrement du côté gauche, dans les membres et à la face, qui fait de véritables et continuelles grimaces, la marche est devenue plus difficile. Il y a presque tous les jours des attaques d'hystérie bien caractérisées, avec anesthésie des membres et douleurs à la région ovarique très manifeste à la pression. Point de sommeil. Comme la malade est très fantasque, impressionnable à l'excès et en même temps fort intelligente, pour me garantir contre toute exagération ou simulation, je prescris des pilules de mica panis.

Les jours suivants les attaques d'hystérie redoublent ; il y en a tous les jours une ou deux ; les mouvements choréiques reprennent leur intensité habituelle, quoiqu'un peu moindre qu'au début. L'examen de l'urine révèle l'existence d'une petite quantité d'albumine.

A partir du 28, on reprend l'usage de l'hyoscyamine, qui est continuée tous les jours à une dose qui a été progressivement portée de 2 milligrammes par jour à 8 milligrammes. Sous l'influence de ce moyen, dès le lendemain, le sommeil qui était perdu est revenu ; le 31, on note que les mouvements sont peu accentués, la malade affirme se trouver bien, on n'a pas été obligé de l'attacher ; elle a pu rester debout et marcher, quoique assez difficilement.

Le 2 novembre. — Les mouvements choréiques sont très faibles ; et le 3 il n'y en a pas eu, et la malade a pu marcher sans aide et sans difficulté ; mais il y a eu trois attaques d'hystérie.

Le 4. — La nuit a été bonne. Pas de traces de mouvements anormaux dans les bras et les jambes ; la malade se sert aisément de ses mains ;

elle prend très facilement les objets et porte sa cuiller à sa bouche sans aucune difficulté.

Le 8. — On trouve une légère dilatation des pupilles, et la malade se plaint d'une sécheresse de la gorge fort désagréable. Néanmoins, et malgré ces symptômes de saturation, en vue de l'amélioration obtenue, on continue l'usage de l'hyoscyamine à la dose de 8 milligrammes par jour. Les mouvements choréiques ne sont plus revenus ; la malade se livre à ses occupations habituelles et reste levée toute la journée ; mais les attaques d'hystérie persistent. On cesse l'hyoscyamine le 12, et la malade sort de l'hôpital le 18, parfaitement bien portante et sans qu'aucun phénomène choréique ait reparu.

Observation VI

Dr Demore (de Seney). Observation de chorée utérine, traitée par les bains de valériane. Gaz. des hôpitaux, 1866 (Résumé).

Jeune fille ayant toujours été bien portante, et bien réglée.

Fièvre typhoïde ataxique très-grave en 1864. Mariée en 1865, à 21 ans, elle devient enceinte deux mois après, et aussitôt son caractère change. Elle est irritable, fantasque, en même temps qu'apparaissent des inconvénients continus limités à un des pieds. Cette chorée légère cesse en même temps qu'une fausse couche, quelques semaines après.

Bientôt nouvelle grossesse. Nouvelle bizarrerie de caractère ; quelques mouvements désordonnés. Au quatrième mois de la grossesse, la chorée devient intense. M. Demore a recours à l'électricité ; quatre séances d'électrisation ont amené une amélioration successive et notable. Aussi la malade reste-t-elle huit jours sans revoir son médecin. Après ces huit jours la chorée a repris toute son intensité, et cette fois l'électrisation ne fait qu'aggraver l'état de la malade qui empire rapidement ; les mouvements désordonnés revêtent une intensité qu'ils n'ont jamais présenté : l'intelligence s'affaiblit.

En désespoir de cause M. Demore prescrit un bain prolongé de valériane. A son grand étonnement les convulsions cessent après un quart d'heure. La malade reste pourtant deux heures dans ce bain, après quoi elle peut dormir et se reposer, chose qu'elle n'a pu faire depuis longtemps. Tous les accidents ont donc cessé instantanément, et sont disparus complètement pour ne plus reparaître.

Pendant quelques jours la malade continue cependant les bains.

Et deux mois et demi après, elle accouche dans les meilleures conditions.

Observation VII

Cas de chorée puerpérale par Paul Mundé.
(Extrait des *Annales de gynécologie* 1882).

La patiente, âgée de 23 ans, entrait à la Maternité de New-York, le 28 septembre 1881, en travail de son troisième enfant. Elle était anémique, avait vécu pauvrement dans un milieu malsain et avait eu à subir les mauvais traitements de son mari. Quand l'auteur la vit pour la première fois, elle était affligée de mouvements convulsifs de la face, du corps et des extrémités, ressemblant beaucoup à ceux de la chorée. Les contorsions étaient bi-latérales, et réparties à peu près sur tous les muscles volontaires du corps. Son intelligence était absolument nette et elle racontait que, deux mois auparavant, elle avait été prise de mouvements convulsifs qui d'abord commencèrent dans le bras droit, augmentèrent graduellement et s'aggravèrent. Les attaques étaient beaucoup plus sérieuses depuis qu'elle était tombée en bas d'un escalier, trois ou quatre jours avant son admission. Pendant ces deux mois elle a beaucoup souffert d'insomnie. Le jour de son admission, à cinq heures du soir, elle accouchait sans accident d'un enfant bien portant, pesant à peu près dix livres, et par conséquent indubitablement à terme. On fut forcé de lui donner du chloroforme pour la tenir sur son lit pendant le travail, et subséquemment ses convulsions et ses contorsions s'accrurent tellement qu'il devint nécessaire de la maintenir avec les mains. Elle avait toute sa lucidité d'esprit et paraissait effrayée d'être prise pour une folle. Elle disaitqu'elle sentait parfaitement ses mouvements involontaires, mais qu'il lui était impossible de les arrêter. Plus tard, dans la soirée, ils devinrent plus violents encore et on fut forcé de la chloroformiser, parce que ni la morphine ni le bromure de potassium n'agissaient. Elle dormait parfois pendant une heure après l'inhalation, si le bruit le plus léger, tel qu'un éternuement, ne réveillait ses attaques aussi subites que violentes, ce qui rendait presque impossible de la maintenir sur son lit, jusqu'à ce qu'on l'ait de nouveau chloroformisée.

De bonne heure dans la soirée, on lui donnait par voie hypodermique, 1/4 de gramme de morphine. Les pupilles furent contractées toute la nuit, et le matin elles étaient encore resserrées. La respiration devint très lente et profonde, mais non stertoreuse.

A un moment donné, il n'y avait plus que six inspirations par minute. Le pouls était rapide, pas de sueur appréciable. La moindre chose continuait à exciter la malade, mais pendant le réveil, les contractions étaient moins intenses et les respirations plus fréquentes.

On la maintenait alors plus facilement sous l'influence anesthésique. Vers le point du jour on lui fit prendre du chloral et des stimulants. Le nombre des inspirations croissait lentement et était à 8 heures 30 de 14 par minute. Les pupilles étaient contractées, et l'irritabilité réflexe beaucoup moins grande, à dix heures. Température 100 1/2 Farh. ; pouls, 100. pouls, 100. Respiration, 20.

Pendant la journée, amélioration notable, chloral, bromure et viskey. Quand on l'excitait elle fronçait le sourçil et grinçait des dents. C'est dans l'après-midi que l'auteur la vit pour la première fois, ses mouvements convulsifs ressemblaient absolument à ceux de la chorée, mais sa manière particulière de fermer les yeux, l'absence de contorsions pendant la palpation et le toucher vaginal, le porta à douter de l'exactitude du diagnostie et soupçonna le début possible d'une attaque de manie purpérale.

Or ce moment on hésitait entre une chorée, une manie puerpérale au début et l'hysterie. La marche ultérieure de la maladie montra que c'était bien une chorée. On trouva le cœur normal ; l'urine était exempte d'albumine et de phosphates en excès.

Le 30 septembre second jour après l'accouchement, la malade était calme somnolente et on ne la faisait parler qu'avec peine. Les pupilles étaient un peu plus larges que normalement. On continua à donner du chloral du bromure, et des stimulants. Le ventre est sensible à la pression, mais la nuit a été calme. Dans la matinée la malade semblait dans un état demi-comateux avec dilatation des pupilles. On avait beau lui parler, l'examiner, elle ne disait rien, mais si on continuait à l'exciter, elle fronçait les sourçils et grinçait des dents. Temp : 103 3/4 Farh ; pouls, 126, resp., 36.

Pendant toute la nuit, la situation resta la même, mais par moments elle poussait un cri prolongé et on observait des mouvements choréiformes. Le lendemain légère amélioration. Le trois octobre, elle est plus irritable, elle fronce le sourcil quand on s'approche d'elle. Les mouvements convulsifs sont décidément moins marqués ; on note quelques symptômes de manie marqués, et la malade peut rester éveillée sans prendre de médicaments. Le lendemain folie aigue et dans l'après-midi on la transporte dans une maison de santé, où elle est confiée au soins du médecin résidant, le docteur Thomas Gount qui a bien voulu renseigner l'auteur exactement. Il la trouva en proie à une manie d'un type doux, mais avec chorée violente.

La semaine suivante son état s'améliora rapidement sous l'influence de la teinture de jusquiame, qui fut d'abord ordonnée par petites doses, puis à doses plus élevées jusqu'à ce que ses effets physiologiques se fussent montrés. On lui donna de plus de l'opium, du chloral, du bromure de potassium.

La chorée commença à diminuer avant les symptômes cérébraux, et, avant la fin de la seconde semaine, elle était tout à fait raisonnable. Les contractions diminuèrent peu à peu celles des mains et des pieds furent les dernières à disparaître. La guérison survint enfin.

Les règles reparurent au bout de trente-trois jours. L'enfant continua à se bien porter.

BIBLIOGRAPHIE

Ogle. — British and [Foreing medico-chirurg. Review. 1868, vol. XLI, p. 208.

Borsieri. —

Mosler. — Uelw chorea gravidarum. Virchow's. Archiv. Bd. XXIII, 1 et 2, 1862.

Dumont. — Chorée. Récidive chez une femme enceinte. — Emploi du bromure de potassium. Guérison. Bulletin de thérapeutique, février 1865.

Demore. — Chorée utérine traitée par les bains de valériane. Gaz. de hôpitaux, n° 149, 1866.

Jouannet. — Recherches étiologiques sur la chorée. Th. de Paris, 1867.

Jousselin. — Etiologie de la chorée. Th. Montpellier 1867.

Lieckel. — Chorea gravidarum. Diss. Mang. Leipzig, 1870.

Arnoldi. — Ch. gr. Diss. Mang. Berlin 1873.

Fehlung. — In. Archiv. gynokolog 1873.

Bamberg. -- Ch. gr. Berlin 1877.

Barnes. — Chorée de la grossesse. Société obstétricale de Londres, 1869.

Edge. — Chorée pendant la grossesse. British medical, janvier 80.

Edgerly. — Deux cas de chorée gravid. Boston medical and surg. Journal, 7 février 1878.

Pasbender. — Ch. gr. Berlin 1874 et 1875.

Morler (de Gussen). — Chorée des femmes grosses. Résumé in Gazette hebd. de méd. et de chirurgie, 1863, p. 13.

Simpson. — Notes of a core of corea gravid (Tr. Edimb. obst. soc. 1878, p. 234).

Trechzel. — Chorée puerpérale suivie de mort (Société médic. Neufchâteloise 1876).

Weber. — Ch. gravid. Berlin 1870.

Germain Sée. —

Imprimerie A. DERENNE, Mayenne. — Paris, boulevard St-Michel, 52.

Imprimerie A. DERENNE, Mayenne. — Paris boulevard St-Michel, 52.

www.ingramcontent.com/pod-product-compliance
Ingram Content Group UK Ltd.
Pitfield, Milton Keynes, MK11 3LW, UK
UKHW020445180726
13839UKWH00004B/1629

9 782329 170589